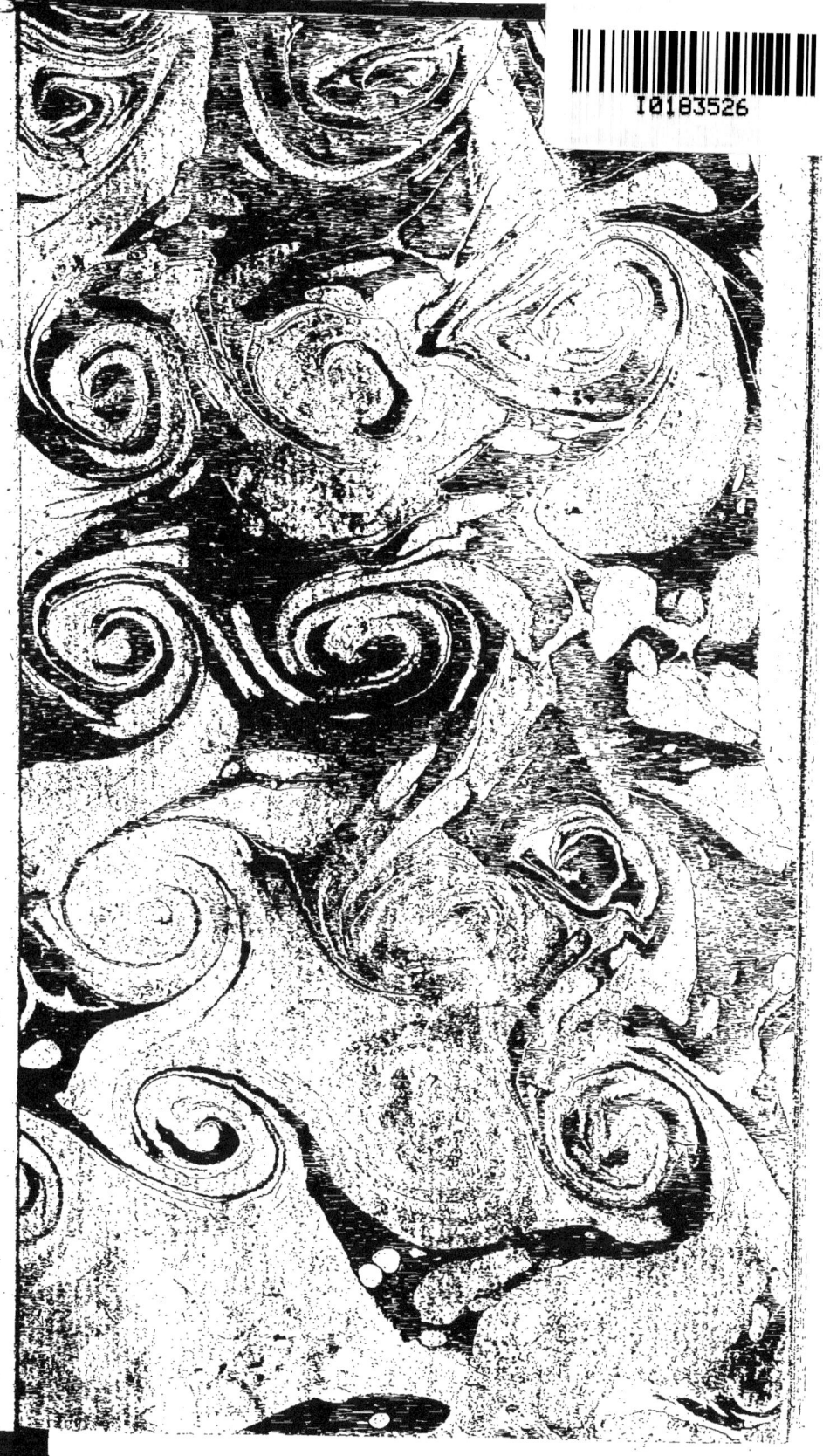

1. p. 82 et 5 feuillets

2. Question de medecine sous la présidence de Mr. de Lavigne (soutenue par M. Macquart) Paris 1735 p. 40 in quaestio medica 1723 p. 24

Td 64
   69

6708

DISSERTATION
SUR
L'INOCULATION,

Pour servir de réponse à celle de M. de la Condamine, de l'Académie Royale des Sciences, sur le même sujet; par M. CANTWEL, de la Société Royale de Londres, Docteur-Régent de la Faculté de Médecine en l'Université de Paris, ancien Professeur de Chirurgie Latine, & Professeur des Ecoles de Médecine.

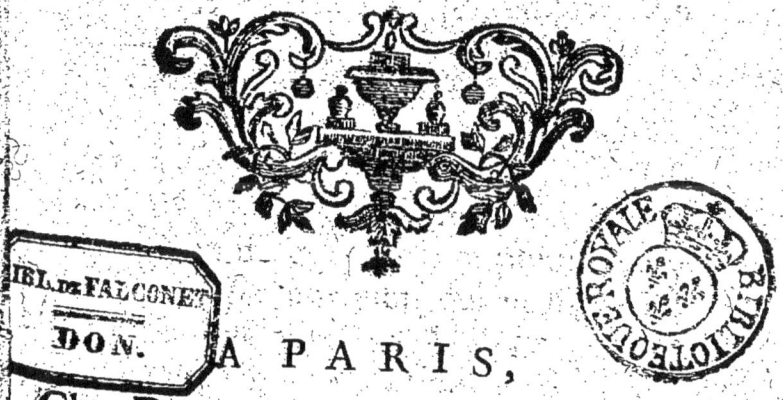

A PARIS,
Chez DELAGUETTE, rue S. Jacques, à l'Olivier.

M. DCC. LV.
Avec Approbation & Privilége du Roi.

DISSERTATION SUR L'INOCULATION.

 E n'est pas l'envie de contredire qui me fait mettre la plume à la main, pour discuter un sujet qui, jusqu'à présent, a eu des Partisans nombreux, & d'une autorité assez considérable. Mon caractére a toujours été fort éloigné de ce travers d'esprit, plus propre à avilir qu'à établir la réputation de qui ne craint point de s'y livrer. La seule passion qui m'anime est l'intérêt que tout bon Citoyen prend à l'avantage commun de l'humanité; & j'y suis obligé plus qu'un autre, en qualité de Médecin. D'ailleurs je ne suis pas le seul de ma Profession qui révoque en doute le mérite de l'Inoculation.

M. de la Condamine en a donné la

meilleure Histoire qui me soit encore tombée entre les mains ; elle est parfaitement bien écrite, & je suis très-persuadé que l'Auteur lui-même n'a eu pour objet que le bien public dans les louanges que la raison & une infinité d'expériences lui ont suggérées à l'avantage de cette opération. Mais il n'en a pas examiné toutes les faces, il ne l'a guere envisagée que du côté favorable, & nous a laissé à nous le soin de la dépouiller de ce voile spécieux qui peut faire illusion en couvrant tout son foible.

J'ai fait avec succès l'épreuve de l'Inoculation à Montpellier, il y a 26 ans, après avoir lû le livre de M. Jurin. Je l'ai réitérée ensuite à Avignon. Dans les années 1734 & 1735, je l'ai faite quatre fois à Paris, & je puis dire, avec un bonheur qui m'en a imposé. En 1738. j'ai eu occasion de la voir faire souvent à Londres, où je fus appellé pour un Malade. Mais malgré ces diverses expériences, je n'ai jamais osé la tenter sur aucun de mes enfans. J'en avois la plus haute idée, je la recommandois même aux autres ; mais je ne sçai quel sentiment naturel qui inspire aux peres plus de timidité pour les siens, que pour les enfans d'autrui, me tenoit dans l'irrésolution. On sçait que les Médecins sont, en cas de maladies, par rapport à leur famille & par rapport à eux-mêmes, beaucoup plus à plaindre que les autres, non qu'ils doutent de l'efficacité de l'Art & des remédes; mais c'est qu'ils joignent aux maux dont ils sont affligés, eux ou leurs enfans, la connoissance de ces maux, qu'ils les envisagent toujours du plus mauvais côté, & que leur imagination les emporte au-delà de la possibilité, ou du moins de la vérité. Quand le péril est étranger, la raison est plus tranquille, & le jugement plus libre & plus éclairé.

Ces réflexions m'ont conduit à examiner avec soin les effets de l'Inoculation, & à peser les raisons pour & contre.

M. de la Condamine a détaillé dans son élégante dissertation tout ce qu'on peut dire de plus favorable pour cette méthode: Mais je me suis trouvé en plusieurs occasions différentes, & j'ai appris d'un grand nombre de personnes respectables, plusieurs accidens funestes, qui m'ont enfin ouvert les yeux sur le danger d'une pratique qui m'avoit d'abord paru si avantageuse.

A ij

J'ai eu l'honneur de voir à Montpellier le jeune Mylord Lincoln, dont le frere aîné étoit mort de la petite vérole artificielle, & qui étoit lui-même actuellement dans un état de cachéxie pour avoir subi la même opération.

Mylord Inchiquin perdit par la même voye son fils unique, héritier de ses biens & de ses honneurs, & eut le chagrin de voir sortir de sa famille, par ce malheureux accident, tout le bien du Comte de Toumond, qui montoit, à ce qu'on assure, à 50000 livres sterling de rentes; succession que le refus généreux & chrétien de Mylord Clare, le plus proche parent du Comte de Toumond, faisoit tomber sur Mylord Inchiquin, s'il eut conservé son fils.

M. Smith, de la Comté de Tipperary en Irlande, fit inoculer ses cinq enfans à la fois, qui périrent tous, & laisserent ce pere désolé dans le désespoir de se voir privé de toute la consolation de sa vieillesse, & dans l'éternel repentir de son imprudence.

Mylord Kildare ayant fait faire cette opération en 1754, à ses quatre enfans à la fois, l'aîné, qui étoit une fille de huit ans, pleine de force & de santé, &

dont les traits annonçoient déjà la figure la plus aimable, périt malheureusement. Mylord ô Phali, l'aîné des garçons, ne ressentit pas la moindre impression de l'infection, & les deux autres ne firent qu'échaper à sa violence.

Le fils de M. Collins, Fermier dans la grande Isle, près de la Ville de Cork en Irlande, fut inoculé il y a environ deux ans & demi; il ne parut aucune pustule ni suppuration. Le malade mourut le cinquiéme jour d'une gangrene au bras où l'incision avoit été faite.

Le Colonel Saddler, de la Comté de Tipperary, n'avoit que deux filles, les plus belles & les plus saines qui fussent peut-être dans tout le pays. Il crut que l'Inoculation leur conserveroit ces deux avantages; mais le mal fit tant de ravages, & changea tellement leur physionomie, qu'elles n'étoient presque plus en état de se montrer en public. Quel chagrin pour un pere, & quelle désolation pour des filles de qualité, dont la beauté, comme chez toutes les autres, est un mérite presque toujours essentiel!

Il arriva à Paris l'année passée quelque chose de semblable à un homme épris de sa beauté. Il voulut absolument être inoculé, & n'ofant plus fe montrer après fon rétabliffement, il fe fit Moine.

On fçait que l'Inoculation a été profcrite pendant quelque tems dans la Grande Bretagne, & que les premiers Médecins, revenus de leur prévention, commencérent à s'élever contre cet ufage.

J'ai vû cette année dans cette Ville un Médecin Anglois, fort honnête-homme & fort éclairé, & qui pouvoit parler avec connoiffance de caufe des effets de l'Inoculation, pour l'avoir vû pratiquer plufieurs fois. Il confeilla à un Gentilhomme Irlandois, notre ami commun, de ne point la tenter fur fon fils, parce qu'il avoit lieu de croire qu'elle ruinoit, ou du moins affoibliffoit toujours le tempérament.

M. Jofnet, Profeffeur de Médecine, a vû & traité à Rheims d'une petite vérole, dont toutes les périodes ont été parfaitement caractérifées, un jeune Seigneur Anglois, qui avoit déja eu la même maladie à Londres, il y avoit alors quelques années, par la voye de l'Inoculation. Je rapporte ici fa Lettre pour preuve de ce que j'avance.

MONSIEUR,

Je n'étois pas à Rheims quand vous m'avez fait l'honneur de m'écrire ; c'est ce qui est cause que je n'ai pas eu plûtôt celui de vous répondre.

Il est très-vrai, Monsieur, qu'en 1736 ou 37, je traitai à Rheims de la petite vérole un jeune Seigneur Anglois, neveu du Chevalier Walpol, Ministre pour lors du feu Roi d'Angleterre. Je ne sçaurois vous donner la datte précise de cette petite vérole, n'en ayant pas fait de note dans le tems, parce que je ne pensois point qu'elle pût servir par la suite, & que la maladie n'eût rien d'extraordinaire que la répétition dont on se croyoit à l'abri, à cause que le malade avoit été inoculé à Londres quelques années auparavant.

Mylord Kanoüet (c'est, autant que je peux m'en souvenir, le nom du malade) avoit pour Gouverneur un homme de Lettres & de mérite. Il m'appella dès les premiers momens de la maladie, je trouvai le jeune homme avec fiévre, douleur de tête, assoupissement, nausées, enfin les avant-coureurs ordinaires de la petite vérole. Je fis mon prognostic ; mais il fut contredit par le Gouverneur, qui juroit sur l'impossibilité de la petite vérole, & qui essayoit de me rassurer par l'infaillibilité de l'Inoculation. Malgré ses promesses, je travaillai en attendant à la petite vérole, qui parut & qui parcourut tous ses tems comme les petites véroles ordinaires. Elle fut discrette & bénigne ; mais les boutons devinrent très-gros, & se touchoient presque, quoique sans confusion. L'érruption n'avoit pas encore détrompé le Gouverneur ; il fallut la suppuration & la desquammation pour le convaincre de la nature de la maladie. Enfin il m'avoua qu'il étoit question d'une petite vérole, qu'elle le détrompoit au sujet de l'Inoculation, & qu'il alloit écrire en Angleterre pour détromper les autres. Je lui ai oui dire depuis que cette avanture avoit fait du bruit à Londres, & que plusieurs familles étoient revenues de l'enthousiasme qui avoit saisi en faveur de l'Inoculation.

Comptez, Monsieur, sur l'exactitude de cette histoire. Je ne sçaurois mieux vous la cautionner, qu'en la mettant pour la vérité, vis-à-vis des sentimens d'estime & de respect avec lesquels j'ai l'honneur d'être

Monsieur,

A Rheims, ce 23 Mai 1755.

Votre très-humble & très-obéissant Serviteur, Josnet, Professeur en Médecine en l'Université de Rheims.

M. Millin, de la Faculté de Paris, a connu ici un Etudiant qui a eu l'année 1753. la petite vérole confluante, & en été fort marqué, quoiqu'il l'avoit eue par inoculation chez lui. Voici la lettre qu'il m'a fait l'honneur de m'écrire.

MONSIEUR,

Le jeune homme de qui j'ai eu l'honneur de vous parler n'est plus à Paris. Il étoit natif de Londres, & étoit venu en France pour y étudier la Chirurgie. J'eus occasion, il y a environ deux ans de le voir, & de m'entretenir avec lui sur l'état actuel de cet Art en Angleterre. Il fut sur-tout question entre nous de l'Inoculation, de ses avantages & de ses inconveniens ; il m'assura avoir été inoculé fort jeune : la petite vérole qui lui survint fut discréte, & ne fut accompagnée d'aucun accident fâcheux ; néanmoins la plaie par laquelle on lui avoit inséré le virus variolique eut beaucoup de peine à se refermer ; & trois ou quatre ans après, il fut attaqué d'une fiévre continue qui se termina par un dépôt dans l'endroit même où précédemment cette plaie avoit existé. J'ai eu l'honneur de vous dire, Monsieur, que j'avois rencontré la même personne au mois de Novembre de l'année 1753, masquée de taches rouges, & très-défigurée d'une seconde petite vérole confluente qu'elle venoit d'essuyer. Cette récidive à laquelle elle ne s'attendoit pas, fut précédée d'un grand mal de tête, fiévre continue, envie de vomir, douleur de reins, & d'un engourdissement considérable du bras dont elle avoit été inoculée. Comme ces mêmes symptômes avoient paru dans la fiévre continue qu'elle eut après sa premiére petite vérole, ne pourroit-on pas en attribuer la cause au virus variolique que l'Inoculation n'avoit pas été à portée de dévelop-

[11]

per suffisamment ? Le dépôt qui survint & qui fut regardé comme la crise naturelle de cette fiévre, n'auroit-il pas empêché l'érruption qui devoit se faire à la peau ? Enfin une observation aussi singuliere ne pourroit-elle pas prouver que les avantages de l'Inoculation ne sont pas aussi réels que bien des gens se l'imaginent ? Je m'en rapporte à vos lumiéres, & suis avec une parfaite considération,

Monsieur,

A Paris ce 9 Juin 1755.

Votre très-humble & très-obéissant Serviteur, MILLIN, Docteur Régent de la Faculté de Médecine de Paris.

M. Millin m'a rapporté depuis que j'ai reçu cette Lettre, que cet Etudiant avoit senti depuis l'Inoculation, une pesanteur aux yeux, qui augmente quelquefois de façon à lui faire craindre qu'il n'en devienne un jour aveugle.

On me permettra d'ajouter encore ici une lettre que j'ai reçue de M. Missa, sur l'état actuel de l'Inoculation dans la grande Bretagne.

A vj

MONSIEUR,

Voici des éclaircissemens que Mylord Preston de Grafton, Irlandois de Nation, connu ici sous le nom de Mylord Plunket, m'a donné de l'état actuel de l'Inoculation dans les Isles Briniques.

1°. Tout Catholique, de quelque état qu'il soit, tant Anglois qu'Ecossois ou Irlandois, n'admet pas l'Inoculation.

2°. Le Peuple & les Bourgeois qui professent la Religion Anglicane, la rejettent généralement parlant, excepté à Londres.

3°. Il n'y a guéres que les Dames de qualité & les personnes de condition qui en admettent l'épreuve.

4°. Quelqu'unes de ces derniéres personnes s'en sont trouvées si défigurées, que leur exemple en détourne nombre d'autres.

5°. Il y a actuellement en Irlande plusieurs Demoiselles de la premiére condition, qui en sont si défigurées, que leurs parens ont regret de les y avoir exposées.

6°. On voit en Irlande nombre de personnes des deux sexes, qui ont eu la petite vérole naturellement depuis qu'on la leur avoit donnée par inoculation.

7°. Il y a des familles qui ne veulent pas en entendre parler, parce qu'on a vû reparoître la petite vérole deux ou trois fois dans des sujets qui avoient été inoculés, & cela à un dégré de force le plus violente ; ou parce que cette opération avoit été fatale à des héritiers chéris, ou parce qu'elle avoit estropié ou défiguré d'autres au point de les rendre hideux.

J'ai l'honneur d'être, &c.

MISSA, Docteur Régent de la Faculté de Médecine de Paris.

Je pourrois donner ici une ample liste des malheureuses victimes de cette opération ; mais ce seroit offrir au lecteur un tableau triste & désagréable. Il suffit de dire qu'elle a porté la douleur & l'affliction dans un grand nombre de familles. Le succès qu'elle a eu dans la Maison Royalle la soutiendra peut-être encore quelque tems, jusqu'à ce qu'il arrive quelque malheur.

M. Berkley Evêque de Cloine en Irlande, reconnu de tout le monde pour un homme d'une profonde érudition, a parlé fort avantageusement du Goudron comme remède préservatif contre la petite Vérole. Il est dommage qu'aucun Médecin que je sçache, n'en ait point fait l'expérience d'après les instructions de ce Prélat.

J'ai vû à Paris, il y a quelques années, un Gentilhomme Ecossois, qui m'a assuré qu'un Ministre de sa connoissance, en avoit fait l'essai de cette manière.

Un des quatre enfans qu'il avoit, ayant pris la petite vérole, il en fit inoculer deux autres, & fit préparer le quatriéme, comme s'il eût voulu lui faire faire la même opération. Mais au lieu de cela, il lui prescrivit l'usage de l'eau de Goudron, & fit coucher ses quatre enfans dans la même chambre, pendant le cours de la maladie des trois, qui guérirent bien. Le quatriéme n'eut pas le moindre simptôme de la petite Vérole. Cependant quelque tems après il le fit inoculer, & le mit encore à l'usage de l'eau de Goudron, & la petite Vérole ne parut point. Deux mois après il fit réitérer l'Inoculation, mais sans lui donner l'eau de Goudron, & alors la petite Vérole se manifesta; mais elle fut si bénigne, que l'enfant ne se croyoit pas malade.

Il y a environ six ans & quelques mois, qu'étant appellé au Seminaire Saint Marcel Fauxbourg S. Marceau, je trouvai un jeune Théologien, chez qui je crus appercevoir les simptômes précurseurs de la petite Vérole, qui régnoit alors à Paris. Elle ne parut que le quatriéme jour, & me donna tout le tems de préparer le Malade. Son cousin qui couchoit dans la même chambre, trop petite même pour un seul, n'eut pas plûtôt entendu nommer la petite Vérole, qu'il se trouva fort allarmé, & me dit qu'il n'avoit jamais eu cette maladie, & qu'il la craignoit beaucoup. Il n'avoit point d'autre chambre pour se loger, & il n'osoit en parler au Supérieur, de peur que son cousin ne fût obligé de sortir. Je lui fis prendre soir & matin un verre d'eau de Goudron, & il resta dans la même chambre, & continua à prendre soin du malade. Six ou sept jours après, celui-ci ayant été transporté chez un Chirurgien, il y alloit réguliérement chaque jour, & passoit trois ou quatre heures avec lui, ayant bien soin toujours de prendre son eau de Goudron.

Il n'eut aucun simptôme de petite Vérole jusqu'à l'entiere guérison & à la sortie de son parent. Mais aussi-tôt après il commença à se plaindre de maux de tête, de douleur au dos, de nausées, &c. ce qui m'engagea à le faire saigner & à le purger par les émétiques, & les purgatifs ordinaires. Mais je lui fis continuer l'usage de l'eau de Goudron, & tous les simptômes disparurent sans petite Vérole.

Je faisois prendre de cette eau à ma femme & à mes enfans qui craignoient beaucoup cette maladie, toutes les fois que je la voyois régner dans cette Ville, non que je regardasse ce reméde comme un préservatif sûr & efficace, mais pour les rassurer un peu contre le danger où ils pensoient être ; je n'ose même encore attribuer à ses effets l'état constant de santé dont ils ont toujours joui pendant l'Epidémie. La vertu particuliére que j'y ai toujours observée, est de donner de l'appetit, d'aider la digestion, de guérir le dévoyement sereux, & d'être un bon diurétique.

Revenons maintenant à l'Inoculation. Les raisons que l'on apporte pour établir son usage, paroissent d'abord frappantes. De douze personnes malades de la petite

Vérole spontanée, il en meurt ordinairement, dit-on, une ou deux ; c'est par conséquent une de douze pour le moins qui périt ; & supposons que le nombre d'ames dans tout le Royaume soit de vingt millions, & que tout le monde soit à la fois attaqué de la petite Vérole, on en doit perdre 1666666 pour le moins. Quel fleau ! Dans la naissance de l'Inoculation en Angleterre, M. Jurin a remarqué que sur cent personnes inoculées, on n'en perd qu'une, quel avantage ! C'est-à-dire, que de vingt millions inoculés, on n'en perdroit que deux cent mille, & par conséquent on en sauveroit un million 466666.

Mais combien de fois ne voyons nous pas succéder à la petite Vérole des érruptions cutanées, des maux d'yeux, des abcès aux lévres, au nez, aux mammelles & autres parties ? Combien d'espéces de dartres qu'on attribue mal à propos à d'autres causes, & que le Mercure ne fait que repousser dans le sang, & cela après trois, quatre, six, ou huit ans ?

J'ai vû une Demoiselle, qui huit ans après la petite Vérole, commença à ressentir de grandes douleurs d'estomach sans qu'on pût en deviner la cause ; ces douleurs étant diſſipées, il lui ſurvint des boutons & des puſtules ſur le nez, enſuite ſur les lévres, & enfin ſur le bout d'une mammelle, laquelle fournit une grande ſuppuration. Je ſoupçonnai un reſte de petite Vérole, & je guéris la Malade par l'uſage de la ptiſanne ſudorifique & purgative que je lui fis prendre de tems en tems. Or, n'eſt-il pas probables que ces accidens ſuivent quelquefois l'inoculation? Que penſera-t'on des fiévres milliaires & pétéchiales, ſi communes en Angleterre, en Ecoſſe & en Irlande, des fiévres lentes & hectiques, des maraſmes & atrophies, effets ordinaires des ſuppurations internes auxquelles on ne peut apporter aucun reméde?

Ne s'en trouve-t'il pas parmi les inoculés qui meurent de ces maladies ſecondaires, ou de ces reſtes de petite Vérole; & qui peut-être n'auroient jamais eu cette derniere?

En France, où l'Inoculation n'eſt point à la mode, il y a pour le moins un 50e ou un 100e qui n'a jamais la petite Vérole. Il y a des familles où elle ne fait

(a) Il y a des Médecins qui prétendent qu'il y a un 25e qui n'a jamais la petite vérole; mais je leur paſſe la centiéme pour être moins difficultueux.

que de très légeres impressions. On voit des Médecins qui s'y exposent tous les jours impunément. Feu M. Molin ne l'a jamais eue. Si l'on connoissoit à quelques marques distinctives les individus que la nature a ainsi privilégiés, ne seroit-ce pas une imprudence, pour ne pas dire un crime, de les inoculer ? Mais parce qu'on ne les connoît pas, est-il permis de les exposer par cette opération douteuse, aux dangers de la petite Vérole, & de toutes ses suites ? Car en inoculant indifféremment tout le monde, on y expose également ceux qui sont susceptibles de cette contagion & ceux qui ne le sont pas. D'ailleurs en pratiquant cet usage, on augmente & on étend, pour ainsi dire, la maladie, je veux dire que plus on inocule de personnes, plus on remplit l'Atmosphére de miasmes & d'exhalaisons infectées, de sorte que ceux qui n'ont jamais eu la petite Vérole, & ceux qui l'ont déja, périclitent toujours. L'air chargé de corpuscules contagieux peut devancer l'Inoculation par rapport aux premiers, & augmenter dans les autres la force du mal.

Il y a quelques années que la petite Vérole accidentelle faisoit beaucoup de ravages à Londres ; plusieurs personnes sortirent de la Ville, pour se mettre à l'abri de cette violente Epidémie : quelques uns vinrent en France. Une Dame qui étoit de ce nombre me fit appeller, elle s'étoit trouvée souvent malade sur la route ; & quelque diligence qu'elle pût faire, la petite Vérole se déclara le lendemain de son arrivée à Paris.

Je dois donner ici de justes éloges à la poudre du Docteur James, que cette Dame apporta avec elle comme un reméde auquel elle avoit beaucoup de confiance, & je m'en suis servi avec succès.

Boerhaave de son côté semble croire que l'antidote de cette maladie se trouve dans le Mercure & dans l'antimoine.

On attribua l'Epidémie de Londres à un grand nombre d'inoculés, qui sortirent trop tôt de l'Hôpital qu'on y a établi pour l'Inoculation des pauvres.

On me dira peut-être qu'on est aujourd'hui parvenu au point de donner la petite Vérole artificielle à 2000 personnes sans en perdre aucune ; au lieu qu'avant l'Inoculation, on en auroit perdu 400 sur un pareil nombre dans la spontanée : mais la conséquence ne seroit pas juste, parce qu'on ne pouvoit assurer que ces 2000 personnes auroient jamais eu la petite Vérole, puisqu'il y a des gens qu'elle épargne pendant toute leur vie, & que dans un tems d'Epidémie, le nombre de ceux qui ne doivent point l'avoir est considérable, outre qu'il est libre à chacun de prendre ses précautions pour s'en garantir, & de s'éloigner de son Atmosphére, comme font les Chrétiens quand la peste regne à Constantinople ainsi que l'a remarqué M. de la Condamine.

Mais sans avoir aucun égard à l'exception de ceux qui n'en sont pas susceptibles, supposons qu'il y ait à Paris huit cent mille habitans dont la moitié ait déja eu la petite Vérole, il en restera par conséquent 400000 qui seront exposés à l'avoir dans chaque épidémie. Supposons ensuite que dans la plus forte épidémie il y ait 10000 personnes qui en soient attaquées, c'est-à-dire une sur chaque quarantaine des 400000, alors chacun des 400000 auront, pour me servir de l'expression de M. de la Condamine, 39 bons billets contre un mauvais ; c'est-à-dire, que la probabilité pour échapper à l'épidémie sera comme de 39 à 1.

Il faut néanmoins observer que cette

probabilité ne doit pas s'entendre absolument parlant, de la même maniére, par rapport à chacun des quarante. 1°. Parce que tous les quarante n'ont pas une égale difposition à contracter la maladie. 2°. Parce que chacun d'eux ne fera pas dans la même néceffité de fe trouver enveloppé dans l'Atmofphére de la contagion.

Mais nous n'infifterons point fur ces deux raifons, & nous nous en tiendrons uniquement aux conféquences que nous avons tirées, que le nombre de malades de la petite Vérole ne doit être ni plus ni moins que de 10000, c'eft-à-dire, qu'il n'y en aura qu'un fur chaque quarantaine qui fe trouve dans le nombre de 400000.

Or comme chacun des quarante ignore ce qui pourroit lui arriver, il faudroit les préparer comme s'ils devoient tous avoir la petite Vérole, & leur faire prendre matin & foir, pendant tout le cours de l'épidémie, un verre d'eau de Goudron; & par ce moyen on pourroit diminuer le nombre des Malades, & fauver plufieurs de ceux qui devoient mourir de la contagion.

Et fi l'expérience montre que l'eau de

Goudron est un préservatif contre la petite Vérole, comme l'Evêque de Cloine l'assure, & comme l'essai du Ministre Ecossois le fait espérer, ne pourroit on pas à la fin parvenir à éteindre & à abolir entiérement par ce moyen cette maladie, & la rendre aussi inconnue en France, qu'elle l'a été, il y a environ douze cens ans en Europe ? En Espagne, & quelques autres Royaumes de l'Europe, on a soin de brûler dans les places publiques les habits, les linges & les lits, qui ont servi aux malades qui meurent d'ulcéres aux poulmons, ou qu'on croyoit pulmoniques, sans permettre même aux pauvres de profiter des galons, broderies, & de tout l'argent brûlé. Cette précaution a parut nécessaire aux Espagnols pour détruire les miasmes de cette maladie, qui pourroient infecter d'autres personnes.

Les croutes de la petite Vérole pour donner l'Inoculation, se conservent chez les Chinois dans des tuyaux de (a) Bambou pendant des années, sans rien perdre de leur efficacité : & en Angleterre,

(a) Le Bambou est de la classe des Graminées. Le Pere d'Intercolles dit qu'il ressemble au sureau.

le fil de coton imbibé dans le pus des pustules varioleuses, communique d'une année à l'autre la petite vérole. Les principes de la contagion peuvent donc conserver presque toute leur force dans des linges, des habits de laine ou de coton, & autres étoffes semblables. Mais si après la petite Vérole on employoit les mêmes précautions que les Espagnols, & quelques autres encore que cette idée pourroit suggérer, si en même-tems l'on faisoit usage des préservatifs que l'expérience pourroit indiquer ensuite, n'auroit-on pas lieu d'espérer qu'on détruiroit à la fin cette maladie, & n'est-il pas évident que l'Inoculation l'étend, l'augmente, & favorise ses progrès ?

Mais je veux qu'on puisse inoculer 4000 personnes à la fois, sans qu'il en périsse aucune : qui est celui qui voudroit de gayeté de cœur courir le risque de perdre la vie, quoiqu'il eût trois cens quatre vingt-dix neuf bons billets contre un mauvais, sur-tout quand il en a trente-neuf bons contre un mauvais, pour n'être pas attaqué du mal ?

Je ne suis point du tout surpris qu'on expose sa vie pour son Prince & pour sa Patrie ; c'est un devoir & une action
glorieuse

glorieuse & raisonnable ; mais qui se jetteroit dans la mer sans sçavoir nager, pour n'être pas noyé un jour, seroit sans doute un insensé & un extravagant. Un homme prudent qui n'auroit pour tout bien qu'un louis pour se sauver de la famine & se conserver la vie, voudroit-il le risquer pour 4000 autres ? Il verroit bien qu'il seroit très-possible qu'il perdît celui qu'il a en possession, & qu'en ce cas-là la mort seroit inévitable.

Si l'on m'objecte qu'on ne donne la petite Vérole artificielle qu'à ceux chez qui la bonté du tempéramment, une santé ferme & constante, la mollesse de la peau & de tous les solides, promettent un heureux succès ; je demande si l'on est sûr que tel ou tel enfant que l'on croit parfaitement sain, ne couve pas dans lui-même le germe de quelque maladie héréditaire, soit du côté du pere ou de la mere, lequel pourroit faire échouer toutes ces espérances ? La Goute, la Sciatique, l'Epilepsie, l'Asthme, la Gravelle, la Phtisie, les Ecrouelles, se déclarent souvent chez les petits-fils, ou arriere petits-fils, sans avoir jamais paru chez leurs peres ou meres, ou chez leurs ayeuls. C'est un feu

B

caché qui s'enflâme à la fin & produit un embrasement. Est-on sûr des Nourrices & de leurs maris ? Peut on sçavoir les changemens qui sont arrivés dans les lignées par les actions de la vie, & par l'usage des choses non naturelles ? Peut-on s'assurer au contraire que tel & tel enfant aura jamais la petite Vérole ?

Enfin qui est-ce qui fait les trois quarts du succès, ou pour mieux dire, le succès tout entier de l'Inoculation ? N'est-ce pas la préparation & le choix de la petite Vérole que l'on communique ? Il y a cependant des Inoculateurs qui prétendent que ce choix n'est pas nécessaire. Ne seroit-il donc pas plus sage de préparer dans le tems d'une Epidémie tous ceux qui n'ont pas eu la maladie, & leur faire observer un régime exact & salutaire pendant tout le tems qu'elle régne, & de bien soigner & gouverner ensuite ceux qui viendroient à en être attaqués ? Ne se trompe-t'on pas quelquefois dans le choix du pus pour l'Inoculation ? La chose est très-possible, & on croit en avoir des exemples ; ainsi l'on a toujours lieu d'être en doute là-dessus.

L'exemple des Anglois, celui des Allemans, de quelques Italiens, des Chinois, des Tartares, des Turcs, des Georgiens, des Circassiens, des Américains Anglois & des Hollandois, ne prouve rien contre toutes les raisons que je viens d'apporter. Si l'avantage public ne s'y trouve pas en Angleterre, comment s'y trouveroit-il ailleurs ? L'Angleterre est-elle plus peuplée depuis que l'Inoculation y est en vogue ?

Avant cette nouvelle pratique, on y perdoit 1 sur 5, ou 2 sur 10 ; c'est à-dire, 20 sur 100 malades attaqués de la petite Vérole spontanée.

Il y a 30 ans que M. Jurin a remarqué que depuis l'Inoculation on ne perdoit qu'1 sur 100, & qu'on en sauvoit par conséquent 19 sur chaque centaine de malades. Donc en inoculant 10000 personnes par an, on doit en sauver 1900 chaque année ; & comme il y a trente ans & plus que l'Inoculation se pratique dans ce Royaume, il devroit s'y trouver à présent 57000 ames de plus qu'il n'y en avoit avant cette opération. D'ailleurs ces 57000 devroient être augmentés au moins de la moitié depuis ce tems là, & le produit de l'augmentation devroit être par conséquent de 114000. D'un autre côté l'Inoculation étant aussi pratiquée

B ij

en Ecoffe & en Irlande, devroit encore avoir augmenté les forces de l'Angleterre.

Accordons à chacun de ces deux Royaumes le quart d'augmentation que nous avons fuppofée dans l'Angleterre. Le total pour ces trois Royaumes feroit de 171000, & fi on peut inoculer dans chacun des trois 2000 perfonnes, fans en perdre une feule, comme on l'a vû en Angleterre & en Irlande, les 10000 inoculées donneront 2000 d'augmentation. En 30 ans cette augmentation fera de 60000. Le quart de ce nombre pour l'Ecoffe, & un autre quart pour l'Irlande donneroit 30000 de plus; & ces deux nombres ajoutés enfemble produiront 90000, & celui-ci doublé par la propagation de l'efpéce formera un total de 180000. Mais on ne s'eft point encore apperçu de cet avantage, du moins les Anglois ne s'en font pas encore vantés.

Les autres maladies & accidens font à-peu-près les mêmes qu'ils ont toujours été, & les mauvaifes années font ordinairement compenfées par les bonnes qui les fuivent & *vice verfâ*. Que fi le nombre d'habitans n'eft point augmenté par l'Inoculation dans les trois Royaumes, je ne vois pas de quelle utilité elle peut être pour le Public. Il me semble au contraire qu'elle ne peut être que préjudiciable, puisque l'Atmosphère de la contagion augmente à proportion du nombre des Inoculés. Ajoutez à cela que l'Inoculation ruine pour toujours ou affoiblit beaucoup le tempéramment : c'est le sentiment du Médecin Anglois dont j'ai déja parlé ; elle devient souvent par la suite une source d'autres maladies fâcheuses, comme Cakexies, Ecrouelles, & laisse même des principes de petite Vérole, qui se réveillent quelquefois avec plus de fureur, comme on l'a vû par l'Histoire que j'en ai donnée, par les Lettres de Messieurs Josnet & Millin, & par les éclaircissemens que Mylord Preston a envoyés à M. Missa.

Peut-on douter que le sang des Inoculés ne contracte pour toujours une infection secrette par la communication du virus variolique ? Qu'on se rappelle le cas du fils du Fermier de la grande Isle auprès de la Ville de Cork. La nature jalouse, pour ainsi dire, de ses droits, ne fait qu'une dépuration très-imparfaite dans cette petite Vérole précoce & téméraire, & toujours contraire à ses ré-

B iij

gles & à ſes intentions. Il en meurt des perſonnes qui auroient pû vivre juſqu'à l'âge de 30, 35, 40 ou 50 ans avant que d'éprouver la Spontanée. Car nous voyons nombre de ſujets qui n'en ſont attaqués qu'à ces âges là ; & quand même il ſeroit hors de doute qu'ils en devroient mourir, ne pourroient-ils pas, avant cette époque fatale, concourir pour leur part au profit de la population, & donner 7 à 8 enfans qui ſeroient en pure perte pour le Public, ſi l'Inoculation venoit à enlever dans un âge tendre & inhabile à la propagation de l'eſpéce, ceux qui pourroient dans la ſuite leur donner l'être ? Car ordinairement on ne donne la petite Vérole artificielle que depuis deux ou trois ans juſqu'à douze. Cette réflexion, à mon avis, doit ſuffire pour la bannir ſur tout des Cours des Princes, à la conſervation deſquels le Public a un ſi grand interêt. Elle a déja enlevé nombre d'héritiers uniques dans des Maiſons très-diſtinguées, & aboli des noms illuſtres & reſpectables. On ne ſçauroit donc ſe défier trop à cet égard des malheureux effets qu'elle peut produire. Qu'importe qu'elle flatte notre imagination, ſi elle trompe nos eſpérances ?

Il me semble entendre dire qu'on ne s'est pas moins déclaré en Angleterre contre l'Inoculation dans le tems qu'elle commençoit à s'y établir, que je le fais aujourd'hui à Paris ; & que cependant on voit à Londres jusqu'à des Prélats qui en autorisent l'usage. Je puis répondre à cela qu'on ne revient pas aisément ni tout d'un coup des préjugés qui subjuguent le gros d'une Nation, on n'a vraisemblablement pas encore réfléchi assez mûrement à Londres sur les effets de cette pratique, ni donné assez d'attention aux récidives de la petite Vérole, arrivées peut-être assez long tems après l'Inoculation, peut-être n'a-t'on pas voulu les publier. Il en coûte toujours un peu à une Nation qui passe pour fort éclairée parmi les autres, & avec justice à bien des égards, de convenir de ses erreurs par une rétractation publique, toujours mortifiante pour l'amour propre, quoique fort généreuse en elle-même aux yeux des hommes sensés & équitables. Mais il n'est pas possible qu'on n'ait vû ces rechûtes en Angleterre, puisqu'on en a vû en Irlande & en France, & que ceux qui les ont éprouvées dans ce dernier Pays étoient Anglois, &

avoient subi l'Inoculation dans leur Patrie.

On me dira peut-être encore par une espéce de rétorsion, que je suis moi-même dans un préjugé injuste contre cette pratique ; que des singularités, des nouveautés dans la Médecine paroissent d'abord absurdes, & révoltent les esprits préoccupés ; que l'Antimoine, par exemple, contre lequel on s'est déchaîné autrefois avec tant de fureur, n'a pas laissé de s'établir en France malgré les Décrets de la Faculté & les Arrêts du Parlement, & qu'il en sera de même de l'Inoculation. Je réponds à cela que le Parlement & la Faculté ont agi fort sagement dans les commencemens de l'usage des Antimoniaux, parce qu'il falloit lier les mains aux Charlatans qui les administroient sans choix & sans connoissance, d'où il résultoit les effets les plus dangereux. La Faculté n'envisageoit alors ce remède que par le mauvais côté ; mais elle peut prononcer sur l'Inoculation avec connoissance de cause. Il étoit nécessaire de réprimer les abus qu'on faisoit des Antimoniaux ; elle interposa son autorité pour les arrêter, le Public n'étant pas en état de juger par lui-même de ce Minéral, de la façon de le préparer, & des cas où on pourroit l'adminiſtrer. Mais en ſe déclarant contre l'Inoculation, elle laiſſe néanmoins à ce même Public, la liberté d'en juger, parce que cette matiére eſt à ſa portée.

On m'objectera peut-être que la Chine eſt le Royaume du monde le plus peuplé à proportion, & qu'il n'y en a point dans l'Europe qui le ſoit moins que l'Eſpagne. Mais on ne peut pas dire que cette grande population Chinoiſe ſoit un effet de l'Inoculation, & qu'il n'y ait ſi peu d'habitans en Eſpagne, que parce qu'on n'y connoît point cette méthode. Il eſt beaucoup plus raiſonnable d'attribuer cette différence aux Loix de la Chine, qui ne permettent pas aux Naturels du Pays de chercher de nouvelles habitations; & à la conquête de la nouvelle Eſpagne, qui attira la meilleure partie des habitans de l'ancienne, qui y reſtoient depuis l'expulſion des Maures.

Voyons maintenant quels avantages ſe propoſent les Particuliers dans cette opération.

1°. C'eſt pour ſe mettre à l'abri des dangers de cette maladie. Mais chacun peut-il eſpérer d'atteindre à cette fin. On a vû nombre d'exemples du contraire. Sauver 3999 personnes sur 4000, est le plus grand succès dont on ait parlé jusqu'à présent ; encore cette assertion est-elle fort douteuse. J'ai déja fait voir combien peu l'on doit s'y fier ; & c'est toujours une imprudence de risquer ses jours, quand on n'est pas sûr qu'ils seront en danger.

2°. On se flatte d'être exempt pour toute la vie de la petite Vérole par le moyen de l'Inoculation. Mais cet espoir est-il bien fondé ? Heister raconte qu'il l'a vû deux ou trois fois dans un même sujet. Feu M. Molin m'a certifié lui-même qu'il a traité deux fois la même personne de cette maladie dans cette Ville, qu'elle en avoit été marquée à chaque fois, & que la seconde étoit plus forte & plus dangereuse que la première.

Le Révérend Père Burlette, Religieux Célestin, fils d'un Officier chez le Roi, avoit éprouvé six fois la petite Vérole, & mourut à la septiéme. C'est un fait que je tiens de M. Séron, Docteur-Régent de la Faculté de Paris. Ma belle-sœur l'a eue sept fois, & en a été fort marquée aux deux derniéres. M. Boyer, Docteur-Régent, a vû Madame la Marquife de Moléon dans une petite Vérole confluente des plus malignes, quoiqu'elle l'eût déja eue dans un même dégré de force étant fille; & il a vû périr cette année de la même maladie Mademoifelle Périon d'Avort, qui en avoit déja été attaquée fi violemment dans fa jeuneffe, qu'elle avoit penfé en perdre la vûe.

Il y a peu de Médecins employés qui n'ayent vû des exemples de femblables récidives; & on en trouve un grand nombre dans les Auteurs. Qu'on ne dife plus que ces cas n'arrivent point en Angleterre, ni en Ecoffe, ni en Irlande. Je fçais très-certainement qu'on en a vû en Irlande; & des perfonnes dignes de foi m'ont affuré qu'on en avoit vû pareillement en Angleterre.

3°. On fe propofe, & c'eft un avantage que le fexe fur-tout a fort à cœur, de conferver les agrémens qu'on a reçus de la nature. Mais l'exemple du fils du Milord Lincoln, des filles du Colonel Saddeler, & d'une perfonne qui s'étant fait inoculer à Paris pour conferver la beauté de fon vifage, ne fçut mieux cacher fon imprudence, qu'en enfeveliffant fa honte & fon défefpoir dans un monaftere, ne prouve que trop, combien peu

B vj

ce moyen eſt ſûr & fidele. Or s'il eſt hors de doute qu'on puiſſe avoir la petite Vérole ſpontanée deux ou pluſieurs fois, eſt-il moins poſſible qu'on l'ait par accident après avoir été inoculé ? car enfin, la matiere ou le levain de l'Inoculation eſt le même que celui de la petite Vérole ordinaire, & il n'y a pas plus de raiſon de conclure en faveur de l'une que de l'autre. A quoi pourroit-on attribuer cette vertu préſervative & excluſive de toute rechûte dans l'Inoculation ? feroit-ce à la maniere particuliére de communiquer la maladie dans cette opération, ou à des qualités occultes ? en vérité il eſt étrange qu'on puiſſe s'opiniatrer dans une choſe ſi contraire aux notions les plus certaines & les plus ſenſibles. Encore une fois, la matiere contagieuſe eſt la même dans la petite Vérole ſpontanée & dans l'artificielle, elle agit de même dans l'une & l'autre, & il n'y a de différence que dans les voyes par où elle s'inſinue d'abord dans le corps. Qu'elle y entre par une inciſion, où par les organes de la reſpiration & par les pores ou vaiſſeaux abſorbans, qu'importe ſi elle ne change pas de nature ?

D'ailleurs ceux qui ont pratiqué l'I-

Inoculation, & traité des petites Véroles accidentelles un peu sérieuses, ne peuvent nier que la suppuration dans ces dernieres ne soit beaucoup plus abondante que celle qui vient de l'incision & de toutes les pustules des inoculés.

On dit qu'il est rare d'avoir la petite Vérole une seconde fois en Angleterre ; je répons qu'il est certain que cela arrive en France, par conséquent on peut l'avoir accidentellement dans ce pays-ci, après avoir essuyé l'artificielle, quand même il n'y en auroit point d'exemple en Angleterre.

Après tout, qu'est-ce que le *Swine pock*, le *Duck pock*, le *Chicken pock*, qu'on remarque chez les Anglois & chez les Irlandois ? Qu'est-ce que la *petite Vérole volante* qu'on voit en France ? des Auteurs illustres attestent qu'ils ont vû deux fois la petite Vérole dans la même personne. N'auroit-on pas lieu de croire que ces dernieres espèces sont de vrayes petites Véroles, où l'infection est légere, & les actions vitales de toute la machine sont trop foibles pour la pousser à un certain dégré. Il y a des sujets chez lesquels cette contagion ne fait aucune impression. Tous les Inoculateurs en conviennent, & l'exemple de Milord Ó Phaly en est une preuve. Parmi ceux qui en sont susceptibles, les uns le sont plus que les autres, puisque le même pus fait de grands ravages chez les uns, ne fait pour ainsi dire qu'effleurer les autres, & tue quelquefois un tiers. Enfin il est des personnes qui n'en sont point susceptibles dans un tems, quoiqu'elles ayent été inoculées, & qui dans un autre tems en reçoivent très-facilement les impressions. Le quatriéme fils du Ministre Ecossoisle démontre.

Mais il suffit des exemples que j'ai déja rapportés, pour être convaincu que la petite Vérole, même la confluente peut avoir lieu après l'Inoculation. J'ajoute que les personnes qui ont été inoculées ne sont pas moins exposées à périr par le retour de cette maladie, que celles qui ne l'ont pas été, ou qui ont déja eu la petite Vérole spontanée. Milord Montjoye qui mourut l'année passée de cette maladie à Paris, avoit, dit-on, subi l'artificielle en Angleterre. Je ne garantirai cependant pas qu'il eût été réellement inoculé, parce qu'il est à présumer que le Médecin qui l'a traité dans cette Ville, est trop bon Citoyen pour cacher cette particularité, & favoriser par un silence blamable l'établissement d'une pratique qui pourroit être pernicieuse à bien des familles.

On dira sans doute que ceci est contraire au systême qui suppose le germe ou la semence de la petite Vérole ? je l'avoue. Est-ce que tous ceux qui après un commerce impur se trouvent attaqués de certaines maladies, en auroient la semence ou le germe ? il faudroit en ce cas-là dire la même chose de toutes les maladies contagieuses, comme la Lèpre, la Gale, la Peste, &c.

Si par ce germe on entend une disposition différente de celle que les humeurs ont naturellement, & même semblable à celle des particules, qui s'y mêlent, je ne m'y oppose point. C'est ainsi qu'une pomme pourrie qui se trouve au milieu de plusieurs autres, lesquelles sont saines & entieres, leur communique peu à peu la corruption dans toute la sphère de son action, c'est-à-dire, dans toute l'étendue du mouvement des miasmes qu'elle exhale.

Qu'on me permette maintenant d'entrer dans un petit détail des simptômes à des accidens de la petite Vérole ordinaire, pour voir s'il n'y a pas de moyen de les adoucir, de les corriger, d'en prévenir les effets, & de se passer du secours de l'Inoculation.

Ce n'est pas seulement dans le tems de la suppuration, ni dans celui de la fiévre secondaire (*a*) que la petite Vérole tue les Malades. On en a vû mourir un nombre infini dans le tems de l'éruption, lorsque la fiévre est très-forte, & que toutes les puissances de la machine sont insuffisantes pour pousser au dehors tout le venin. Il en périt aussi dans le tems de l'accroissement, avant que les boutons commencent à suppurer. Les pustules s'affaissent, disparoissent, & le Malade suffoque. Qu'on se représente la petite Vérole comme une maladie inflammatoire qui a ses quatre périodes: *principium*, *augmentum*, *status* & *declinatio*. Ces trois premiers tems en ont chacun quatre autres: le commencement, l'augmentation, l'*acmé* ou le *status*, & la déclinaison. On comprend aisément que le désordre inté-

(*a*) M. de la Condamine attribue la plûpart des malheurs de la petite Vérole spontanée à la fiévre secondaire, qui vient, dit-il, dans le tems de la suppuration.

rieur commence dans le tems de l'infection, & c'eſt la cauſe du friſſon, des nauſées, des douleurs au creux de l'eſtomach, de celles des lombes &c. que l'on éprouve alors. Le cœur dans ces inſtans redouble ſes forces, & toutes les puiſſances de la machine ſe réveillent pour le débaraſſer, & pour rendre la circulation libre, en chaſſant la matiere étrangere qui lui fait obſtacle, & met en déſordre le mouvement des liqueurs : voilà la cauſe de l'augmentation de la fiévre. Si les puſtules ſortent peu à peu, les vaiſſeaux ſe débarraſſent à meſure, la petite Vérole devient bénigne, & diſtincte, l'éruption ſe fait heureuſement, & la fiévre ceſſe, ou du moins baiſſe conſidérablement ; ce qui arrive toutes les fois que le Malade a été bien préparé, parce que les ſaignées diminuent la pléthore, & emportent une partie plus ou moins grande de la matiere infectée : le vomiſſement nettoye & débaraſſe l'eſtomach, non-ſeulement des reſtes de digeſtion qui pourroient s'y trouver, mais encore des particules infectées, ou du venin, qui pourroient être ſéparés du ſang par les glandes de ce viſcere, ou être déchargés dans ſon fond par la ſalive qui y découle à chaque inſ-

tant. Ajoutez à cela que les efforts &
les secousses du vomissement brisent le venin par-tout, le disposent à couler plus
facilement dans les humeurs, & le chaf-
sent vers l'habitude du corps, sans qu'il
en échappe une particule pour rentrer
par les vaisseaux lactés dans la masse du
sang. D'un autre côté les lavemens & les
purgations dégagent les intestins & les
glandes qui s'y trouvent, & font couler
plus librement la bile dans le boyau *duo-
denum*, bile que l'emetic a déja brisée,
divisée, & disposée à se mouvoir, &
qui entraîne avec elle une grande partie du venin qui a déja passé dans le
foye : il est vrai que les purgations ne
peuvent pas empêcher que quelques-unes
de ces particules ne rentrent dans le sang
en passant par le *jejunum*, parce qu'il y a
dans cet intestin plusieurs embouchures
des vaisseaux lactés ; mais il n'y en rentre qu'une trés-petite quantité, parce-
que le mouvement péristaltique qui est
augmenté par l'action des purgatifs, ne
donne pas le tems au venin de s'insinuer
dans ces orifices, outre qu'au même ins-
tant les glandes de tous les boyaux sti-
mulées par les remèdes, dégorgent une
grande quantité des particules varioleu-

fes, & par conséquent en débarraffent la maffe des humeurs.

Ce raifonnement prouve 1°. que la préparation fait les deux tiers de la cure, & rend la petite Vérole fpontanée beaucoup moins violente, moins orageufe, moins dangéreufe, & en facilite l'éruption.

2°. Qu'au lieu d'employer l'Inoculation, on devroit dans toute épidémie varioleufe faire toutes les préparations néceffaires, au moindre friffon, & au moindre accès de fiévre, parce qu'elles ne manqueront jamais de produire un bon effet dans les fiévres qui pourroient furvenir. De cette maniere il ne feroit pas befoin de recourir à l'Inoculation qui eft un fecours fort douteux, comme je l'ai déja prouvé.

3°. Que ces préparations ne peuvent pas être auffi falutaires par rapport à l'Inoculation. Il eft vrai qu'étant faites avant cette opération, elles diminuent la quantité des humeurs, néioyent l'eftomach & les premieres voyes, & brifent les fluides, mais elles font inutiles par rapport au venin qui ne s'y trouve point encore, au lieu que dans la petite Vérole fpontanée, elles diminuent réellement sa quantité, & le déterminent vers l'habitude du corps. Elles sont donc avant l'Inoculation comme les saignées, purgations, &c. avant les frictions anti-vénériennes, pour faire place à la raréfaction des humeurs qu'y doit causer le mélange du Mercure, & pour donner plus de liberté à son mouvement. C'est cependant à ces préparations qu'on doit attribuer presque tout le succès de l'Inoculation, aussi bien que celui de la petite Vérole naturelle.

Mais si au lieu d'employer l'Inoculation, on faisoit succéder l'eau de Goudron à ces premiers secours, on pourroit prévenir la petite Vérole, ou du moins en diminuer de beaucoup la violence & les dangers. Du moins il me semble que cette méthode mériteroit d'être tentée dans les Hôpitaux préférablement à l'Inoculation.

Le hazard, les expériences & le raisonnement ont produit la découverte d'une infinité de remèdes : & c'est probablement au hazard que l'on doit l'Inoculation & l'eau de Goudron.

M. Bernard de Jussieu nous a appris que l'on guérit la morsure de la vipere avec un alkali volatil délayé dans de l'eau dont on lave la partie, en même-tems qu'on la fait prendre comme boiſſon ordinaire pour exciter la ſueur.

Nous devons à Conkell les moyens de prévenir les mauvais effets du ſublimé corroſif par l'alkali fixe. D'autres ont trouvé la méthode de guérir par des topiques les douleurs des muſcles, & les cutanées, ſans recourir à la ſaignée, comme les douleurs de tête, de côté, de poitrine & autres ſemblables.

Dans les expériences que je fis à Montpellier en l'année 1730. pour la Société Royale des Sciences, le hazard me fit découvrir l'antidote de l'eau diſtillée de laurier ceriſe, vrai poiſon; ce remède n'eſt autre choſe que l'eau diſtillée de laurier triomphal. Ne doit-on pas inférer de-là que le camphre qui eſt une huile eſſentielle tirée d'une eſpèce de vrai laurier, *laurus foliis dec. duis*, ſeroit encore un remède plus ſûr & plus facile, puiſqu'il ſe trouve par tout?

Si les cendres de l'héparique cendrée terreſtre ſont un bon remède contre la morſure du chien enragé, pourquoi ne pourroit-on pas faire uſage dans le même accident des alkalis volatils, qui ſont beaucoup plus puiſſans & qui ſe mêlent facilement avec le ſang?

Il y a apparence que le savon pris intérieurement empêcheroit les effets du sublimé corrosif. Son alkali fixe changeroit le corrosif en sel neutre, & l'huile ou la graisse envelopperoit le reste. Ne seroit-ce pas aussi le contre-poison de l'arsenic, puisque l'arsenic cesse d'etre un poison, dès qu'il est fixé par les alkalis, comme l'assure Glauber & plusieurs autres Auteurs.

Tout le monde sçait que le savon produit de bons effets dans la Pierre, la Gravelle, la Jaunisse, & les obstructions du foye & des autres visceres. Nous l'allions avec d'autres substances pour nous en servir dans l'Ascite, la passion hippocondriaque, & l'histerique, où il réussit presque toujours bien. Rien n'est plus utile dans les fiévres, où la lymphe s'est fort épaissie & est devenue gélatineuse, que les sucs des plantes fraiches. Toutes leurs infusions sont des espéces de savons. Or l'effet du savon est de mêler avec l'eau les huiles, & les substances mucilagineuses; & c'est par-là qu'il leve les obstructions, & dissout les concretions pierreuses. La salive, le suc gastrique, le pancréatique sont eux-mêmes des savons dont la nature se sert pour mêler avec l'eau, les graisses, les huiles & les mucilages des alimens. L'art imitateur de la nature l'employe aussi pour enlever les taches que ces substances ont empreintes sur le linge ou les étoffes, pour donner de la fluidité aux humeurs épaissies, pour résoudre & délayer les parties qui obstruoient les vaisseaux, & les faire rentrer dans les couloirs qui les séparent de la masse des humeurs.

L'eau de Goudron est une espéce de savon qui contient une huile atténuée, unie à un acide qui la rend soluble dans une grande quantité d'eau : il est certain que cet acide s'y trouve ; car si on l'évapore au sixiéme, elle aura le goût de ce sel, changera en rouge la couleur bleue du syrop de violettes, & fera effervescence avec les Alkalis, effets qui ne sont propres qu'aux acides. Si on l'évapore encore beaucoup, l'acidité augmente de plus en plus, & il s'en sépare quelques gouttes d'huile qui paroissent sur la surface. La raison de ce phénomène, est qu'une portion de l'acide ayant été chassée par la force du feu, il n'en reste pas assez pour tenir toute l'huile en dissolution.

Il est vrai que cette eau n'altere pas d'abord, c'est-à-dire, sans quelque évaporation, la couleur du syrop de violettes, & ne fait point effervescence avec l'alkali ; mais c'est que l'acide se trouve alors noyé dans une trop grande quantité de liquide. Elle ressemble à l'esprit de Gayac avec lequel elle a beaucoup d'affinité d'ailleurs. Son effet est d'empêcher la pourriture des chairs animales ; d'où vient que les Bergers l'employent utilement pour la gale de leurs brebis. Ceux qui travaillent à des dissections anatomiques, sçavent qu'elle vaut beaucoup mieux pour prévenir la pourriture & la puanteur des sujets, que l'esprit de vin, l'eau de vie, ou le vinaigre Cependant il seroit à propos de l'évaporer, avant que d'en prescrire l'usage dans la petite vérole. D'ailleurs il y a beaucoup de choix à faire dans le Goudron, & le succès de cette eau dépend beaucoup de la maniére de la préparer. J'en ai parlé il y a quelques années dans une lettre à feu M. l'Abbé Desfontaines.

Revenons présentement à la petite Vérole, & voyons ce que l'on doit entendre proprement par la fiévre secondaire.

(*a*) La fiévre secondaire est celle qui suit quelquefois la suppuration, ou qui arrive

---

(*a*) Ce que c'est que la fiévre secondaire.

vert

vers la fin de cette période. Pour éclaircir ce fait, il faut se représenter une inflammation dans quelque partie extérieure. On sçait que toute inflammation se termine par résolution, par suppuration, par induration, ou par gangrene. Ce n'est autre chose qu'une lenteur de circulation dans quelques-uns des derniers vaisseaux sanguins engorgés ou comprimés plus ou moins, soit par une obstruction dans ces vaisseaux, ou par quelques globules de sang qui s'arrêtent dans les artéres séreuses. Ces obstacles de la circulation faisant une plus grande résistance à l'action du cœur, ce viscère redouble ses efforts, les fluides heurtent plus impétueusement contre les solides, & ceux-ci à leur tour les battent avec plus de force, la chaleur augmente dans le conflit, la partie se tuméfie & devient rouge, & les vaisseaux trop distendus y causent de la douleur.

Si l'engorgement est emporté par les efforts de la nature, ou par le secours de l'Art, la circulation devient libre, & l'inflammation est guérie sans aucun déchirement de vaisseaux. C'est ce qu'on appelle résolution.

Mais si la nature est trop foible pour

enlever les obstructions, les vaisseaux s'engorgent de plus en plus, & se déchirent à la fin. Les bouts des vaisseaux rompus se retirent sous les chairs qui sont saines, y sont comprimés, & y forment des espéces de cul-de-sacs. L'espace qui se trouve entre tous les bouts forme une capacité qui reçoit le sang extravasés. Les artéres voisines reçoivent plus de sang qu'auparavant, battent avec force sur le sang & sur la lymphe extravasés; & après les avoir broyés & mêlés avec les bouts morts des artéres rompues, forment un liquide que l'on appelle Pus. Tout cela s'opére par le moyen de la fiévre qui survient. La suppuration est donc l'effet des efforts augmentés de la nature, c'est-à-dire, d'une nouvelle fiévre qu'on doit appeller Fiévre de suppuration, *Febris suppuratoria*, & non pas *Febris secundaria*. Le Pus formé, si on le laisse croupir trop long-tems dans l'abscès, s'échauffe, devient âcre, se corrompt & ronge les parties voisines. De-là les Clapiers, les Fistules, les Fiévres hectiques, &c. les particules de ce Pus rentrant dans le sang, soit par les pores absorbans, ou par d'autres voyes, excitent cette espéce de fiévre, qui est véritablement la secondaire, *Febris secundaria*.

Faisons l'application de ceci à la petite Vérole. Cette maladie est vraiment inflammatoire. Dans le tems qui précede l'éruption, l'inflammation ne se manifeste pas encore sur la peau, tout le désordre est dans l'intérieur, & le cœur redouble ses efforts pour chasser au dehors ces principes cachés qui mettent le trouble au-dedans. Si le tumulte est violent & rapide, le malade succombe dans le combat de la nature, qui dirige ses forces précipitemment vers les parties dont la lézion est mortelle, comme le cerveau, le poûmon, & quelques autres viscères. Si l'éruption est trop prompte, la maladie est fort dangereuse, & très-souvent mortelle. Ainsi quand on voit sortir la petite Vérole le deuxiéme jour ou au commencement du troisiéme, le prognostic en est toujours fâcheux. Mais c'est un très-bon signe quand l'éruption se fait peu à peu, & qu'elle ne commence que le quatriéme, outre que l'on a tout le tems de préparer le malade par les saignées, les émétics, les purgatifs & les lavemens. Quand elle commence avant le quatriéme jour, elle est trop tumultueuse & trop générale, & en se faisant par-tout à la fois, elle ne peut qu'exci-

C ij

ter une fiévre très-forte. Plus il y a de pustules, plus le malade souffre dans cette période; & plus elles sont entassées les unes sur les autres, plus il y a de violence & de danger dans la maladie; parce que l'inflammation étant alors fort grande, & se faisant partout en même-tems, cause plus de trouble dans la machine, la met tout en feu, & pousse la fiévre au plus haut dégré. Voilà pourquoi la petite Vérole confluente est beaucoup plus dangereuse que la distincte. Dans la premiére, souvent tout le visage est couvert d'une croute continue qui confond tous les traits, quelquefois les boutons enveloppent tellement la cuisse, la jambe & le pied, qu'il n'y reste aucun interstice. Quel dégré de fievre ne faut-il pas alors pour que la suppuration de toutes ces parties se fasse à la fois?

Mais dans la distincte elle se fait à pas mesurés, peu à peu, & il suffit d'une petite fievre pour faire suppurer les boutons qui croissent insensiblement, & laissent entr'eux des intervalles considérables. On voit par-là que c'est la fievre de suppuration qui cause tout le ravage, & non la fievre secondaire qui vient ensuite.

Si, aussi-tôt que la suppuration d'une pustule est faite, on l'ouvroit, comme le prescrivent quelques Anciens (a) pour donner issue au pus, on pourroit éviter la fievre secondaire, & c'est ce que l'on pratique dans l'inoculation, en pansant chaque jour les playes par où l'on a introduit le venin, dès qu'elles viennent à suppurer, pour faire écouler le pus, & l'empêcher de regagner la masse du sang. Mais cette précaution n'est point d'usage dans la petite vérole spontanée ; on y laisse tout à la Nature, & les pustules ne tombent qu'après avoir été desséchées par la dissipation de ce qui s'y trouve de plus liquide.

On comprend aisément que, lorsque la suppuration est d'une grande étendue, & forme une croute épaisse, le pus ne pouvant pas la ronger facilement pour se procurer une issue, il en rentre une quantité considérable dans le sang, & que la fievre doit être plus forte & plus violente à proportion de cette quantité, & du nombre de boutons qui la fournissent en mê-

(a) On a vû pratiquer quelque chose de mieux à l'Hôtel-Dieu de Paris. On emportoit avec les cizeaux les têtes des pustules mûres, & on prevenoit par-là & la fiévre secondaire & les marques de la petite Vérole.

me tems. Ajoutez à cela que ce pus est plus âcre que celui de la petite verole distincte, & que si les particules de ce pus se séparant par les glandes de l'estomach & des intestins, rentrent tumultueusement dans le sang par les veines lactées, elles doivent produire des redoublemens affreux.

Or il est certain qu'elles se remêlent avec le sang, non seulement par les veines lactées, mais encore par les vaisseaux absorbans de la peau; ce qui est fort à craindre. C'est pourquoi M. Friend, & nombre d'autres Praticiens prescrivent alors les lavemens & les minoratifs. D'autres ont recommandé les émétiques doux pour ne pas risquer la rentrée du venin par les vaisseaux lactés. En un mot, c'est ici une seconde infection qu'il faut empêcher ou prévenir autant qu'on peut. Mais dans le tems de la suppuration, le pus n'est pas encore fait. La fievre qui s'allume alors n'est donc pas une fievre secondaire, c'est la fievre de suppuration, qui quelquefois n'est pas assez forte pour faire le pus, ou qui est trop violente pour les parties internes, qui s'engorgent & cédent à la force du mal.

Je conviens que dans le tems de la suppuration, il peut se séparer beaucoup de particules de la matiere varioleuse dans l'estomach, le foye, le pancréas & les intestins, & qu'elles peuvent rentrer dans le sang pendant cette période, & augmenter la fievre & le danger de la maladie, sur-tout si le ventre n'est pas libre. Mais cette fiévre ne sera pas, à proprement parler, une fievre secondaire, de même qu'on ne doit pas non plus appeller de ce nom, les redoublemens qui arrivent dans une fievre continue ou putride, parce qu'une partie de la matiere fébrile ou hétérogene du sang qui a été séparée par les mêmes organes, dans le tems de la rémission, est rentrée par les vaisseaux lactés. On sçait que les purgatifs dans ces dernieres, sont salutaires, & diminuent peu à peu la force des redoublemens qui doivent suivre, & on a souvent vû l'émétique, après quelques évacuations par le haut & par le bas, les terminer heureusement.

En un mot, la fievre secondaire dans la petite vérole, est celle qui est causée par les particules du pus déjà formé, lesquelles sont rentrées dans le sang, & celle qui arrive dans le tems de la suppuration, est seulement la fievre de suppuration, ou une fievre mixte & compliquée de la fievre de suppuration, & de la fievre varioleuse ou éruptive. Car la Nature alors travaille encore à expulser & à repousser vers la peau les particules varioleuses, comme elle l'a fait dans la simple éruption. Aussi a-t'on souvent vu de nouvelles éruptions, pendant & après la suppuration, & même après la dessication, ou avant qu'elle fut finie entiérement.

Il y a environ seize ans, que feu M. Molin & moi, en traitant M. de Wilmonfeld, Gentilhomme Anglois, à l'Hôtel de Notre-Dame, rue du Colombier, nous observâmes deux éruptions consécutives. Dans la premiere, les pustules qui ne surpassoient pas la grosseur d'un grain de Millet, étoient blanchâtres, & sembloient contenir une humeur presque laiteuse. La seconde qui parut, lorsque les croutes de la premiere commençoient à tomber, étoit toute crystalline.

Enfin tout homme qui sçait un peu de pathologie distinguera toujours le *protopathicus* & *le deuteropathicus* dont le dernier succede au premier, & qui ne subsistent jamais ensemble.

La fluxion de poitrine est une inflammation du poumon accompagnée de fiévre, d'une oppression de poitrine, & d'une difficulté de respiration plus ou moins grande. Si la résolution ne commence avant le cinquiéme jour, on doit craindre la suppuration qui souvent se termine par l'expectoration du pus, & par conséquent il y a ulcère aux poumons, ou Empyeme si l'expectoration ne se fait pas; & ces deux derniers accidens produisent la fiévre hectique qui est véritablement une fiévre secondaire & qui prend la place de la fiévre inflammatoire, & de la fluxion de poitrine qui ne subsistent plus. Je ne dis pas néanmoins qu'il n'y ait plus d'inflammation, mais il n'y a plus de fluxion de poitrine, & on n'a plus d'égard à cette derniere dans le traitement. Tout ce qu'on se propose alors, est de procurer l'expectoration du pus, de laver & d'adoucir la masse du sang, & s'il est possible de déterger, mondifier, & consolider les ulcères, & dans l'empyeme d'évacuer le pus, soit par les urines, soit par les sueurs, ou par la ponction.

La fiévre inflammatoire, & la fiévre de suppuration sont dans cette exemple la fiévre primitive, car cette derniere n'eſt que la fiévre inflammatoire augmentée, & toutes les deux ſont produites par la même cauſe : mais l'hectique, & tous ſes redoublemens ſont une fievre ſecondaire. Auſſi les indications curatives ſont différentes dans l'une & dans l'autre.

Maintenant je voudrois ſçavoir ce que les Médecins qui ont parlé du germe de la petite Vérole, ont entendu par ce terme. 1°. Eſt-ce des infiniment petits de la matiére varioleuſe, qu'ils ſuppoſent dans les humeurs de tous les hommes, & ſi embarraſſés dans les parties mucilagineuſes, ou telles autres que ce ſoit, qu'ils ne peuvent s'en dégager pour produire leurs effets, que lorſqu'il s'y mêle un ferment de la même nature qui les attire, les développe, & leur donne de l'activité ? Peut-on croire que le premier homme ait été formé avec ce germe, & n'eſt-il pas plus probable que le mélange des principes de ſon corps, a été parfait, & dans une juſte proportion, ce que Becker appelle *vis conſervatrix vitæ*.

2°. Eſt-ce que la matiére varioleuſe ſe trouveroit en nous en puiſſance, & non en acte, comme les Adepts le diſent de leur mercure : *aurum in potentia non verò in actu ?*

3°. Enfin s'agit-il de la difpofition naturelle que nos humeurs ont à fe corrompre lorfqu'il s'y gliffe quelque venin.

Si c'eft de la premiere maniére qu'ils l'entendent, comment concevoir que ces infiniment petits ont pû refter affoupis pendant tant de fiécles, tant en Europe qu'en Amérique, malgré tous les mélanges, toutes les divifions & féparations qui s'en font faites pendant la vie de chaque individu, & dans tous leurs defcendans, malgré les mélanges de différens fucs dans les fucceffions des générations, & les changemens ou altérations de ces fucs dans toutes les viciffitudes & accidens de la vie?

Le hazard a fait éclore cette maladie quelque part, foit dans la Chine, foit parmi les Japonois, ou ailleurs. Si c'eft des infiniment petits varioleux, qu'un accident a raffemblés dans ces climats, pourquoi n'a-t'on pas vu paroître le même Phénomène en Europe ou en Amérique? Il n'y a que douze fiécles dit-on qu'elle eft connue en Europe où elle fut apportée par les Arabes, & on n'en a jamais entendu parlé en Amérique que depuis que les Européens y ont abordés.

Si l'on prétend que la matière varioleuse est en puissance dans nos corps, il n'est pas plus aisé de comprendre ses effets que la transmutation du Mercure en or ; & si on a raison de ne pas ajouter foi à celle-ci sans l'avoir expérimentée, je ne vois pas pourquoi on devroit l'ajouter à celle-là & on n'a pas plus de raison de croire l'un que l'autre.

De plus, il n'y a pas de Médecins qui ne sçachent comment le pus peut devenir plus ou moins actif, exalté & pernicieux. De fortes sueurs causent souvent une éruption cutanée. Une lymphe âcre produit des dartres, & les frictions mercurielles réitérées sur les jambes, les cuisses, & autres parties où il se trouve du poil, y feront éclore une espéce de petite Vérole, qui aura toutes les périodes, tous les changemens & effets de la petite Vérole ordinaire, quoique plus rapides, & nullement dangereux. En un mot, les bulbes des poils s'engorgent par cette opération, s'enflamment, suppurent, se desséchent, & tombent comme dans la petite Vérole spontanée. Peut-on dire qu'il s'y trouvoit un germe de Pus ? ou dira-t'on que c'étoit celui de la petite Vérole ? La même chose arrive à ceux qui ont eu une petite vérole complette, & à ceux qui ont été inoculés. Seroit-ce un germe de la maladie vénérienne ? Le Mercure produira les mêmes effets sur une personne saine.

Si l'on admet ce germe pour la petite Vérole, il faudra de même en admettre un, comme je l'ai déja remarqué, pour toutes les autres maladies contagieuses, pour la Rougeole, les fiévres malignes pestilentielles, la Peste, le Scorbut, s'il est vrai qu'il soit contagieux, pour la maladie vénérienne, la galle, la morsure du chien enragé, &c. Et comment se pourroit-il faire que ce germe n'existe pas dans toutes les personnes de la même famille, dans tous les enfans du même pere & de la même mere ? Pourquoi des peres & meres inoculés engendrent-ils des enfans qui ont ce germe ? Pourquoi des quatre enfans de Mylord Kildare, inoculés en même tems & avec le même pus, traités de la même maniére & par le même Médecin, & soignés avec toute l'attention imaginable, la fille qui étoit l'aînée, & d'une très-bonne compléxion, périt-elle, & les deux derniers échapent-ils avec peine à la violence du mal, tandis que le second n'en est aucunement atteint?

Enfin, si par ce germe on entend la disposition que les humeurs animales ont à se corrompre par le mélange d'autres humeurs animales qui peuvent s'y introduire, la difficulté est levée, & tout est facile à comprendre. Ce mélange raréfie ou condense les premieres humeurs, à quoi contribue aussi le défaut de proportion entre les parties aqueuses & terrestres. L'expérience nous montre que la corruption d'un fruit gâté se communique aux autres qui le touchent; ainsi qu'une viande pourrie infecte par son attouchement, ou par sa proximité celle qui est fraîche & entiére, ou que le pus retenu dans une partie ronge, & corrompe celles qui se trouvent saines, & se creuse un passage à travers les muscles qui n'avoient point encore souffert.

On n'a qu'à lire le premier Chapitre de la cinquiéme Section de la Physique subterranée de Becker, où il parle de la Putréfaction, du mélange parfait & imparfait des humeurs, des miasmes ou corpuscules qui s'exhalent des corps pourrissans & pourris, de la maniére qu'ils infectent l'air, & qu'ils agissent sur nous, on y trouvera le cas de la petite Vérole, & d'autres maladies de cette espéce. On verra dans la *quatriéme Section*, *Chapitre troisiéme*, que l'altérabilité dépend du défaut de mixtion dans les premiers principes ; & c'est ce que j'appelle disposition. Ces deux endroits contiennent des choses fort curieuses, & qui toutes ont rapport à notre sujet. Il y auroit encore bien des réflexions à faire sur cet article ; mais elles nous meneroient trop loin, & seroient peu intelligibles au commun des Lecteurs.

Supposons néanmoins pour un moment avec les Partisans de l'Inoculation, la réalité du germe de la petite Vérole. Je demande, 1°. si l'Inoculation suffit toujours pour mettre ce germe en mouvement, & lui faire produire son effet ? L'exemple de Mylord ô Phaly, fils aîné de Mylord Kildare prouve le contraire. Cette régle n'est donc rien moins que générale : car il faudra avouer que ce jeune Seigneur n'avoit point le germe en question.

Je demande 2°. si les personnes chez qui l'Inoculation ne produit pas la petite Vérole, sont à l'abri de cette maladie pour le reste de leur vie ? Il est visible que non. On l'a déja vû dans ce que j'ai rapporté au sujet du quatriéme fils du Miniſtre Ecoſſois. Pendant qu'il fit uſage de l'eau de goudron, la petite Vérole ne parut point chez lui, quoiqu'il eût été inoculé comme ſes freres, & qu'il couchât dans la même chambre qu'eux, pendant tout le cours de leur maladie; mais dès qu'on eût ceſſé de lui faire prendre l'eau de goudron, une ſeconde inoculation produiſit ſon effet, & il eut une petite vérole bénigne, qui auroit peut-être été fort dangereuſe, ſans l'uſage précédent de cette boiſſon.

3°. Eſt-on aſſuré que les perſonnes qui ont eu la petite Vérole par inoculation, & qui en ont été heureuſement guéries, ne ſont plus ſuſceptibles de ce mal, ni par l'inoculation, ni par les miaſmes des corps infectés ? Mais on ſçait que des Gardes-Malades qui avoient été inoculées, & qui ſe croyoient pour toujours en ſûreté contre une nouvelle atteinte, ont ſouvent eu des puſtules varioleuſes, après avoir ſervi des malades de cette eſpéce. Il y a eu pluſieurs exemples de ce fait en Angleterre & en Irlande. Le germe n'a donc pas été détruit dans ces perſonnes-là; & les accidens qui leur ſont survenus malgré l'Inoculation, prouvent assez que d'autres qui se croyent à l'abri de l'infection, pour avoir été inoculés, peuvent éprouver une récidive où la petite Vérole sera complette, ce qu'on a déja vû par les lettres de MM. Iosnet Millin & Missa. Combien y en a-t'il qui après avoir rendu impunément des soins charitables & assidus de pere, de mere, de frere, ou de sœur à ceux qui se trouvoient attaqués de cette maladie, la contractent plusieurs années après au seul aspect de quelqu'un qui en releve. J'ai vû une femme qui avoit servi de garde à son mari pendant la petite Vérole dont il mourut, & qui étoit échappée pour lors à ses influences, la prendre 20 années après, sans pouvoir attribuer cet accident, qu'à l'impression subite que lui causa la vûe d'un homme, qui venoit de l'avoir. C'est sur de semblables évenemens que quelques Médecins se sont imaginés que c'est un effroi, une surprise qui occasionne la petite Vérole, & non pas la contagion. Mais si le germe naît avec chaque individu, pourquoi n'auroit-il pas du éclore chez cette femme pendant la maladie de son mari? Il est donc bien plus raisonnable de dire que ce germe n'eſt autre choſe qu'une certaine diſpoſition qui ne ſe trouve pas toujours en nous, & que le mouvement, la chaleur, l'ébullition & ſouvent la putréfaction qui arrivent dans les corps vivans, y produiſent des ſubſtances qui n'y étoient point, non plus que dans les alimens dont on ſe nourriſſoit. Je renvoye encore à Becker au chap. *de putrefactione.*

4°. Se peut-il faire qu'un cautére ſur au bras emporte tout le pus, & devienne l'égoût commun de l'inflammation général de toutes les parties du corps tant ſupérieures qu'inférieures ? car l'Inoculation eſt une eſpéce de cautére où le cotton tient lieu de pois, avec cette différence, qu'il eſt impregné de par-particules varioleuſes, leſquels rongent & produiſent une plus grande ſuppuration, tandis qu'une partie ſe gliſſant dans la maſſe du ſang, le rarifie ou le condenſe, en un mot altere ſa pureté & l'infecte. Le venin s'inſinuant dans les lévres de l'inciſion, les enflamme, & la ſeule irritation du cotton ſuffit pour continuer la ſuppuration pendant quelque tems. Mais il ne me paroît pas, que l'inciſion faite au bras puiſſe attirer la matiere varioleuſe de toutes les parties du corps,

& sur-tout des inférieures. Cette incision n'est que légere & superficielle ; à peine passe-t-elle l'épaisseur de la peau, & la pratique ordinaire par rapport à d'autres maladies, est de cautériser aux bras, ou en d'autres endroits voisins des parties souffrantes, quand on veut dégager les parties supérieures, & de le faire aux extrémités inférieures, quand les parties inférieures sont le siége du mal.

Si un cautére ou une incision faite au bras, comme dans l'Inoculation, suffisoit pour attirer & faire écouler tout le pus d'une petite Vérole, à quoi pourroit-on attribuer ces cachéxies qui suivent souvent cette opération ? d'où vient qu'on a vû des fiévres miliaires, petechiales, & pourprées, des foiblesses, des pesanteurs aux yeux, &c. quelques années après l'Inoculation ? enfin l'on m'objecteroit que ces accidens suivent aussi quelquefois la petite Vérole spontanée. Celle ci est rarement précédée des préparations requises, au lieu qu'on les fait avec tout le soin imaginable avant que d'inoculer.

Il y a apparence que dans la Chine la méthode d'inoculer n'est pas la même qu'en Angleterre, parce que de la maniere qu'on la pratique dans ce dernier Royaume, l'infection ne se mêle pas assez avec le sang, pour en procurer l'entiere dépuration. Nous sçavons que l'Inoculation chez les Chinois est une chose fort sérieuse, & non pas une bagatelle comme les Anglois la regardent chez eux.

(*a*) On nous dit qu'il est de la plus grande injustice de mettre sur le compte de l'Inoculation, toutes les morts qui arrivent dans les 40 jours qui la suivent, parce qu'il n'y a pas d'homme si sain & si robuste qu'il soit, de la vie duquel on puisse répondre 40 jours &c.

La raison que l'on apporte pour appuyer cette réflexion, est très-vraye en elle même, mais elle ne prouve rien ici. J'avoue qu'il y a quantité d'accidents étrangers qui peuvent faire mourir un malade inoculé, comme un défaut de soin, une faute dans le régime, quelques causes violentes & soudaines, & autres choses semblables; mais s'il meurt d'un abscès au poumon, d'une fiévre continue avec redoublement, d'une fiévre pourprée, d'une langueur, ou telle autre maladie qu'on doit regarder comme secondaire à la petite

(*a*) Réflexion de M. de la Condamine.

Vérole, ou d'une nouvelle petite Vérole, n'a-t'on pas lieu de mettre sa mort sur le compte de l'Inoculation ? & n'en est-il pas de ces accidens comme des suites d'une fluxion de poitrine, qui dégénere souvent en ulcère aux poumons, ou d'un Empyeme qui succéde quelquefois à la Pleurésie, ou d'une Apopléxie mortelle causée par une chûte, ou enfin d'une Hidropisie qui vient après la fiévre quarte ? Combien a-t'on vû de Goutteux dont l'accès paroissoit entiérement dissipé, mourir le lendemain ou le sur lendemain d'une péripneumonie, & n'est-cepas la goutte qui étoit la cause de leur mort ? A quoi doit-on attribuer la Cachéxie & le Marasme où se trouvent actuellement les Demoiselles Saddler, outre la perte de leur beauté, si ce n'est à l'Inoculation ? Pendant les 40 jours qui suivent cette opération, si l'on ne prend un soin particulier du Malade, le moindre froid, la moindre erreur dans la diette, & le plus léger accident, lui attirent quelquefois des maladies mortelles, parce qu'après l'Inoculation il est susceptible de tout. A quoi peut-on attribuer la foiblesse de la vûe de l'Etudiant dont parle M. Millin, & le danger où il se voit de devenir un jour aveugle ? N'est-ce pas à l'Inoculation ? Il en est lui-même assuré. A quoi doit on attribuer la fiévre continue avec redoublemens qu'il a eue, dans l'intervalle de l'Inoculation & de sa petite Vérole confluente ? Cette fiévre a été précédée de tous les simptómes précurseurs de la petite Vérole, & ne s'est terminée que par un dépôt au bras où l'insertion avoit été faite. Aussi-tôt que le pus de ce dépôt a été évacué, la fiévre continue a disparuë.

Il est à remarquer encore que l'on ferme trop tôt les cautéres que l'on fait dans cette méthode. On ne donne point le tems aux humeurs de se dépurer entiérement, & il y reste quelques particules de la matiere varioleuse, qui produisent tôt ou tard des effets auxquels on ne s'attendoit pas. On a vû des enfans attaqués des écrouelles quelques années après l'Inoculation, quoiqu'ils fussent nés de pere & de mere très-sains & d'une famille où ce mal n'avoit jamais parû. Je pourrois les nommer si cette maladie honteuse & dégoûtante ne tiroit à conséquence dans la Société.

Quand on a jugé à propos de faire un cautère pour le soulagement des yeux, on le laisse ouvert beaucoup plus longtems, que celui de l'Inoculation. Est-ce qu'il faut moins de tems pour faire la dépuration de toute la masse des humeurs infectées de la contagion varioleuse, que pour purifier un seul organe du corps ? Faut-il moins de précaution pour une partie que pour le tout ?

En Angleterre & en Irlande où les cautères ordinaires sont plus en usage qu'en France, on ne les ferme que très-tard : on les porte des années entieres, & quelquefois toute la vie. J'ai traité dans cette Ville un jeune Anglois qui en avoit un au bras pour une maladie à laquelle il se trouvoit sujet, & qui malgré cette précaution éprouvoit tous les ans des maux très-fâcheux. La derniere année qu'il resta à Paris, il tomba malade, & sur la fin de cet accident, je lui donnai des purgatifs dont il se trouva si bien, que sa santé parut entiérement rétablie, & son tempéramment plus fort qu'à l'ordinaire. Quelque tems après son retour à Londres, son cautère se desécha de lui-même, & il parut néanmoins se porter toujours très-bien, mais vers le tems accoutumé de sa maladie, il retomba & périt. N'auroit-il pas mieux valu continuer le cautère pour donner issue à la matiére morbifique, laquelle pour avoir été retenuë dans son sang, lui a sans doute causé la mort ?

Nous observons dans les fiévres malignes, que les fréquentes purgations préviennent les affections comateuses, les délires, & autres semblables simptômes, qu'une constipation obstinée les occasionne, & que des évacuations réitérées les dissipent. Quand le ventre n'a pas été assez libre dans ces maladies, il se fait souvent un dépôt de matiére aux parotides, aux cuisses & ailleurs. Mais cela n'arrive guere quand on a purgé suffisamment, comme nous le pratiquons ordinairement, de deux jours l'un. C'est pour cela qu'on les guérit plus heureusement à Paris qu'ailleurs, & que nous voyons bien rarement aujourd'hui des fiévres miliaires, pétéchiales, ou pourprés. Il est évident que tous ces accidens fâcheux ne sont causés que par la matiére morbifique qui est retenue dans le sang, & que l'objet essentiel du Médecin doit être d'en procurer l'évacuation.

Ne devroit-on pas se proposer les mêmes vûes par rapport à l'Inoculation ? & puisqu'on puisqu'on y laisse les incisions si peu de tems ouvertes, ne faudroit-il pas purger souvent sur la fin de la maladie, pour emporter le reste de la matiére varioleuse, qui peut être retenuë dans la masse des humeurs, pour produire ensuite de dangéreux ravages? Quant à moi j'ai souvent employé à la fin de la petite Vérole, les ptisannes sudorifiques & purgatives, & j'en ai vû de si bons effets, que je les croirois préférables à toute autre chose.

Dans toutes les fiévres continuës avec redoublemens, dans les fiévres putrides ou malignes, aussi-tôt que nous n'avons plus à craindre l'inflammation, & que la tension des parties a été emportée par les saignées, toute notre attention est de délayer, de laver, d'humecter & de purger, & cela alternativement, après quoi nous voyons cesser les redoublemens, & la fiévre est bien-tôt dissipée entiérement.

Mais nous ne faisons pas de même dans la petite Vérole spontanée. Nous sçavons que la Nature médite une suppuration dans toute l'habitude du corps. C'est pourquoi, pour ne pas la déranger dans ses opérations, nous ne purgeons point dans la seconde ni dans la troisiéme période: il y a cependant des cas particuliers qui font exception dans cette regle.

Mais si l'intention du Medecin dans les fievres dont nous venons de parler, est d'empêcher le reflux des matieres hétérogenes dans la masse du sang, ou de la débarrasser de celles qui ont déja pû s'y mêler, à combien plus forte raison doit on se proposer la même chose après la petite Vérole spontanée ou l'artificielle ?

Il y a des enfans qui prennent la petite vérole à vingt jours, & il en est d'autres qu'elle attaque plûtôt ou plus tard, & si ordinairement ils ne l'ont qu'après l'âge de deux ans, c'est qu'on a soin jusqu'à ce tems-là, de les écarter de l'atmosphere de cette maladie, ou de les y exposer le moins qu'il est possible.

Dans le systême de l'Inoculation, il faut un ferment pour faire éclore le germe de ce mal. Or ce ferment n'est autre chose que les miasmes ou corpuscules qui émanent des corps infectés. Par conséquent, si les domestiques, les nourrices, les parens avoient la précaution de tenir les enfans toujours éloignés des lieux où se trouve la contagion, il les sauveroient de la petite vérole ; & si ceux qui sont en âge de se passer de guide, pouvoient connoître le danger, & éviter soigneusement tous ces endroits, & toute communication, ils échaperoient pareillement à l'infection.

C'est donc le Commerce presqu'indispensable dans la Société, la condition du corps humain, & la nécessité de l'air, qu'on doit regarder comme véhicule de ces miasmes, qui font que la petite vérole attaque plus ordinairement les enfans après l'âge de deux ans, parce qu'alors on les produit plus librement au grand air.

Or cette maladie qui subsiste toujours plus ou moins, & dont les miasmes sont dirigés par les vents, peut attaquer un canton plutôt qu'un autre, & saisir ceux qui en sont le plus susceptibles, ou qui y ont le plus de disposition, tandis que d'autres en seront à l'abri. Nous respirons toujours, nous avalons de l'air, les vaisseaux absorbans de la peau se trouvent plus ouverts chez les uns que chez les autres, ainsi il n'est pas surprenant que les enfans exposés à tous ces accidens après l'âge de deux ans, en soient plus ordinairement attaqués, que ceux qui sont au-dessous de cet âge, & qui ne

D ij

sont point exposés au danger. Il se peut faire aussi que la maladie se communique par l'attouchement de quelques linges, ou quelques hardes infectés de corpuscules varioleux; & je ne crois pas qu'on puisse le revoquer en doute.

Quant aux autres maladies qui arrivent avant l'âge de deux ans, on doit les attribuer à la mauvaise constitution des enfans, aux fautes des parens & des nourrices, au mauvais régime, à la sortie des dents, & à d'autres accidens semblables. Il y en a quelques unes qui peuvent échapper à la connoissance du Médecin, d'autres qu'il ne découvre pas sitôt, ou dont on lui cache les causes. Je ne dis pas qu'elles soient toutes susceptibles de guérison; mais il est certain que si le rapport des Assistans & des proches répondoient à la sagacité & à l'industrie d'un vrai Médecin, on n'auroit pas lieu de les nommer indistinctement maladies inconnuës ou incurables, comme l'a fait M. de la Condamine, & comme l'événement semble le vérifier, & je ne suis pas le seul à qui il soit arrivé de voir nombre d'exemples de ce que j'ose ici avancer.

Après l'âge de deux ans, dit-on, le risque de mourir de la petite vérole semble être inévitable à tout (*b*) le monde, &c. Il ne l'est pas cependant, puisque tout le monde n'est pas également susceptible de cette maladie, que quelques-uns ne le sont pas dans un tems, & le sont dans un autre, & qu'il s'en trouve qui ne le sont point du tout.

J'ai dejà dit que M. Molin avoit échappé à ses atteintes. Cependant, depuis l'âge d'environ vingt-cinq ans jusqu'à celui de quatre vingt-dix, il s'est toujours trouvé parmi des gens attaqués de cette maladie. J'ai rapporté aussi l'exemple de Mylord ô Phaly à qui l'Inoculation ne put jamais la communiquer, & celui du fils du Ministre Ecossois qui couché dans la même chambre de ses freres malades, résista constamment à la contagion. Néanmoins comme ce mal est géneral, on peut dire que tous risquent de l'avoir, & que ceux qui ne l'ont pas eu, doivent le craindre. Mais comme dans les fortes épidémies, il n'y en a qu'un de 6 de 7 ou de 10 qui en périsse, il est certain que tout le monde ne risque pas également

(*a*) Voyez la dissertation de M. de la Condamine.

D iij

ment d'en mourir. Il est vrai qu'on ne peut pas prévoir de quelle violence sera l'épidémie, ni à quel dégré on en est susceptible, ni en quel tems on aura la maladie, & que par conséquent on doit toujours en craindre un triste évenement. Mais ne doit-on pas aussi redouter le mauvais succès de l'Inoculation ? Quoique de cent ou de mille, il n'en périroit qu'un seul, c'est toujours une lotterie, où chacun périclite & doit craindre le mauvais billet. Ne vaut-il pas mieux prendre toutes les mesures possibles pour se mettre à l'abri de la Contagion, & éviter son atmosphère pour ne point augmenter sa force, au cas qu'on en soit attaqué, ou se préparer soigneusement à chaque épidémie ; outre que cette derniere précaution peut prévenir nombre d'autres maladies?

Après tout ce que nous venons de dire je crois qu'il est inutile d'insister d'avantage sur le peu de sûreté, ou les inconvéniens de l'Inoculation. Je finirai en répétant en peu de mots ce que nous avons établi contre ses prétendus avantages.

1°. On ne doit point espérer qu'elle puisse favoriser la population. Il n'est pas démontré que depuis trente ans & plus qu'elle est en usage dans l'Angleterre, le nombre des habitans y soit augmenté. Ce que M. Missa me dit dans une seconde lettre dattée du 26 Juin 1755, doit faire craindre que l'Inoculation ne devienne en certains tems si meurtriere, qu'elle emporte la plus grande partie de ceux qui la subiront.

Voici ses paroles. » M. Bourdier notre
» confrere m'a assuré ce matin qu'il tenoit
» de M. le Duc de Biron, qu'on avoit
» inoculé un nombre considérable de su-
» jets à Constantinople, dans le tems
qu'il y étoit, & que la petite Vérole
» étoit devenuë si maligne qu'elle les
avoit presque tous emportés.

2°. On se trompe si l'on se propose par là d'avoir la petite Vérole sans être en danger d'en mourir. Les exemples que j'ai rapportés font voir qu'il en périt plus qu'on ne pense, & que cette opération a déja éteint des Maisons Illustres.

3°. On n'est pas plus fondé à croire qu'on évitera par ce secours le délabrement de ses traits. Il est prouvé que l'Inoculation peut-être aussi funeste à la beauté que la petite Vérole ordinaire, & nous avons dit qu'elle avoit défiguré entiérement des Demoiselles fort aimables.

4°. On se flatte vainement que cette pratique empêche pour toujours le retour de la maladie. On a vû qu'on peut-être attaqué de la petite Vérole accidentelle long tems après avoir couru tous les risques de l'artificielle, & il n'est pas douteux que malgré l'Inoculation, la petite Vérole spontanée qui peut arriver quelques années après, ne soit quelquefois mortelle.

On ne doit pas s'étonner après cela que M. Hecquet se soit déclaré si fortement contre l'Inoculation. Ce grand homme qui joignoit aux lumiéres supérieures qu'il s'étoit acquises dans la Médecine, une piété profonde, & un zéle tendre pour l'humanité, pensoit qu'il falloit proscrire tout remède douteux, il regardoit comme téméraire quiconque osoit en employer de semblables, & comme homicide celui dans les mains duquel il avoit été funeste aux malades. Pouvoit-il s'empêcher de condamner l'Inoculation, puisqu'il sçavoit qu'elle avoit été la cause de bien des malheurs en Angleterre, & que la nature de la chose ne lui offroit rien d'assez favorable pour détruire la mauvaise impression que le seul caractére de reméde douteux, lui en avoit donnée. Il y a même apparence qu'il la regardoit comme contraire aux desseins du Créateur. Il estimoit avec raison qu'on ne devoit jamais donner un mal réel, pour éviter un mal incertain, & que la cure prophilactique ne pouvoit avoir lieu qu'autant qu'elle étoit innocente & nullement dangéreuse, ce qu'on ne peut assurément pas dire de l'Inoculation, comme je crois l'avoir prouvé suffisamment. Ainsi tous ceux qui ne se laisseront point aveugler par les préjugés, ni entraîner par le torrent d'une mode étrangere, qui passera peut-être comme toutes les autres, penseront comme M. Hecquet, & tâcheront de désabuser le public. Il est même à espérer qu'elle ne prendra jamais dans ce Royaume. Les François quoique non-moins avides de nouveautés que les autres Nations, ne donnent point dans des singularités téméraires, & sont plus sages & plus circonspects dans ce qui concerne la santé, l'intérêt le plus précieux de la Société.

Les Sçavans s'égarent quand ils portent trop loin leurs vûes. On diroit que ce siécle fécond en témérités philosophiques va réaliser la fable de Prométhée. Ce n'est pas assez d'avoir voulu soumettre le feu du Ciel, & diverses espéces de maladies au pouvoir de l'électricité, on veut encore attenter en quelque sorte sur les droits de la Providence & dispenser ses fleaux pour les prévenir : mais ce sont de vaines tentatives dont l'orgueil ne séduira jamais les hommes sages. Prévenons les maladies par le régime & la tempérance, & s'il le faut encore, par des remédes ; combattons les quand elles se présentent, mais n'allons point les chercher. L'objet de la Médecine est de conserver la santé, ou de la rétablir. *Medicina ea est ars qua præsens sanitas conservatur, & amissa restituitur.* Celui qui suivant les décrets de sa Justice éternelle dispense les maux, veut bien que nous prenions des moyens pour les éviter, il a créé les remédes, mais il ne veut pas que nous exposions ses créatures pour les sauver, ni que nous portions trop témérairement nos regards dans l'avenir.

Prudens futuri temporis exitum
Caliginosâ nocte premit Deus,
Ridetque si mortalis ultrà
Fas trepidat.

Approbation de la Faculté.

NOus souſſignés Docteur-Régent de la Faculté de Médecine en l'Univerſité de Paris, commis par ladite Faculté pour examiner un Manuſcrit qui a pour titre : *Diſſertation ſur l'Inoculation de la petite Vérole* &c. par M. Cantwel notre Confrere, certiſions avoir lû avec attention & mûrement examiné cet Ouvrage, que nous trouvons digne d'être imprimé.

Nous ne pouvons en effet rendre trop de juſtice à l'érudition & à la bonne foi de l'Auteur, qui, après avoir pratiqué pluſieurs fois lui-même l'inoculation de la petite Vérole avec ſuccès, ne laiſſe pas enſuite de déſapprouver cette méthode ſur les obſervations qu'il a faites, & dont il rapporte les fâcheux événemens avec fidélité, ainſi que ceux qui ſont venus à ſa connoiſſance. J. B. MARTINENQ. SERON. BOYER. MACQUART.

Oui le rapport de Meſſieurs Martinenq, Seron, Boyer & Macquart, nommés par la Faculté pour l'examen de la Diſſertation de M. Cantwel ſur l'Inoculation ; je conſens qu'elle ſoit imprimée. Ce 2 Juin 1755. CHOMEL, *Doyen.*

Approbation du Censeur Royal.

J'AI lû par ordre de Monseigneur le Chancelier un Manuscrit qui a pour titre : *Dissertation sur l'Inoculation*, par M. Cantwel, Professeur des Ecoles de Médecine de Paris.

L'Auteur de cette Dissertation se propose de détromper le public des prétendus avantages de l'Inoculation, d'en faire connoître les dangers & les malheurs, de désabuser & de ramener à la raison les esprits trop prévenus en sa faveur, d'arrêter enfin les progrès d'une prévention qu'il croit d'autant plus dangereuse, qu'elle est contraire à la nature, à la vie & à la propagation des hommes. Un ouvrage de cette importance ne sçauroit être trop tôt imprimé. A Paris, ce 12 Juillet 1755. CASAMAJOR.

Fautes à corriger.

Pag. 7. *l.* 9. feu Roi, *lis.* Roi.
Pag. 9. *l.* 6. quoiqu'il avoit eu, *l.* eut eu.
Pag. 12. *l.* 5. Brinniques, *l.* Britanniques.
Pag. 13. *l.* 10. à un degré de force le

plus violente, *l.* au degré de force le plus violent.
*P*ag. 18. *l.* 10. Probables. *lis.* probable.
*P*ag. 23. *l.* 18. a parut. *lis.* a paru.
*P*ag. 66. *l.* 11. sur au bras. *lis.* sur un bras.
ibid. l. 13 géneral. *lis.* génerale.
*P*ag. 67. *l.* 20. enfin. *lis.* en vain.
*P*ag. 70. *l.* 12. disparue. *lis.* disparu.
*P*ag. 71. lig. 25. assécha, *lis.* il desfécha.

www.ingramcontent.com/pod-product-compliance
Lightning Source LLC
LaVergne TN
LVHW050559090426
835512LV00008B/1241